Mamadou Moustapha THIOUB
Sara NDIAYE

Encaminhamento e contra-reencaminhamento em emergências obstétricas

Mamadou Moustapha THIOUB
Sara NDIAYE

Encaminhamento e contra-reencaminhamento em emergências obstétricas

Encaminhamento obstétrico em um contexto de isolamento e excesso de mortalidade materna em Kédougou, Senegal

Imprint

Any brand names and product names mentioned in this book are subject to trademark, brand or patent protection and are trademarks or registered trademarks of their respective holders. The use of brand names, product names, common names, trade names, product descriptions etc. even without a particular marking in this work is in no way to be construed to mean that such names may be regarded as unrestricted in respect of trademark and brand protection legislation and could thus be used by anyone.

Cover image: www.ingimage.com

This book is a translation from the original published under ISBN 978-620-6-73234-1.

Publisher:
Sciencia Scripts
is a trademark of
Dodo Books Indian Ocean Ltd. and OmniScriptum S.R.L publishing group

120 High Road, East Finchley, London, N2 9ED, United Kingdom
Str. Armeneasca 28/1, office 1, Chisinau MD-2012, Republic of Moldova, Europe
Managing Directors: Ieva Konstantinova, Victoria Ursu
info@omniscriptum.com

Printed at: see last page
ISBN: 978-620-2-76141-3

RESUMO

No âmbito da melhoria dos cuidados de saúde primários, foi criado no Senegal um sistema de referência e contra-referência para responder às necessidades da população em termos de qualidade dos cuidados prestados.

O objetivo deste estudo é descrever os constrangimentos ligados ao bom funcionamento do sistema de referenciação e contra-referenciação das urgências obstétricas na Maternidade do Centro de Saúde de Kédougou.

Trata-se de um estudo qualitativo retrospetivo para descrever os aspetos qualitativos do sistema de referenciação e contrarreferenciação no distrito sanitário de Kédougou através de entrevistas individuais com prestadores qualificados e da administração de um questionário a mulheres grávidas, em trabalho de parto e pós-parto evacuadas para a Maternidade do Centro de Saúde de Kédougou em 2019.

Os resultados mostraram que o sistema de referenciação e contra-referenciação enfrenta vários constrangimentos no distrito sanitário de Kédougou. A hemorragia do parto é a principal urgência obstétrica, sendo responsável por 67% das referenciações.

O telefone é o meio mais frequentemente utilizado para informar a estrutura de referenciação. 61% dos doentes referenciados não são acompanhados por um prestador qualificado.

76% dos profissionais de saúde inquiridos consideraram as condições de encaminhamento das urgências obstétricas "muito difíceis", por diversas razões. Nenhum dos estabelecimentos dispunha de uma ambulância médica e 28% dos estabelecimentos de saúde não dispunham de boletins de referência e contra-referência no momento do inquérito.

Os resultados deste estudo revelaram também uma deficiência no acompanhamento e na documentação do sistema de referência e contra-referência, com apenas 29% dos prestadores a preencherem integralmente os instrumentos de gestão.

Estes constrangimentos descritos pelos prestadores e pelos pacientes põem em evidência a disfunção do sistema de referência e contra-referência no distrito sanitário de Kédougou. O fraco desempenho do sistema de referência e contra-referência está ligado a um controlo e documentação deficientes.

Palavras-chave: Restrições; Sistema; Referência-Contra-Referência; Emergências obstétricas.

ÍNDICE DE CONTEÚDOS

INTRODUÇÃO

A política de saúde do Senegal baseia-se na Constituição, cujo artigo 17º estipula que "O Estado e os poderes públicos têm o dever de assegurar a saúde física e moral da família e, em particular, das pessoas deficientes e idosas. O Estado garante às famílias em geral e às que vivem nas zonas rurais em particular o acesso aos serviços de saúde e ao bem-estar [...] (Constituição do Senegal 2001)". A saúde é, portanto, um direito garantido pela Constituição senegalesa e, para isso, o Estado senegalês criou vários planos, programas e projectos de saúde para permitir o acesso equitativo de toda a população aos serviços de saúde. No âmbito da melhoria dos cuidados de saúde primários, foi criado no Senegal um sistema de referência e contra-referência para responder às necessidades da população em termos de qualidade dos cuidados.

"A referenciação é a orientação e/ou transferência do doente para um nível superior da pirâmide, acompanhada de informações sobre o exame do doente e/ou a intervenção efectuada, para uma assistência mais adequada. Quanto à contra-referência, trata-se da reorientação e/ou do regresso do doente ao nível inferior da pirâmide sanitária, acompanhada de informações sobre o exame do doente, a intervenção efectuada e os conselhos para um acompanhamento correto", segundo o manual nacional de estratégias de referência e contra-referência do Senegal. Na sequência da conferência de Alma Ata (1978), o governo do Senegal comprometeu-se a atingir os Objectivos de Desenvolvimento do Milénio, nomeadamente através da implementação de um bom sistema de referência e contra-referência. De acordo com o manual nacional de referência e contra-referência, "várias avaliações do desempenho das estruturas de saúde revelaram deficiências na oferta e na procura de serviços de saúde, incluindo a ausência de um quadro formal e de indicadores para monitorizar a referência e a contra-referência.

Os critérios para um bom sistema de referência e contra-referência são os seguintes, de acordo com o manual nacional de estratégias de referência e contra-referência do Senegal:

• A existência de um mapa nacional de saúde com as várias estruturas de saúde que se complementam para prestar melhores cuidados aos casos referenciados;
• Boa organização do trabalho nas unidades de saúde, com pessoal bem formado e familiarizado com os protocolos de tratamento;
• Meios de transporte adequados (ambulância médica);

• Colaboração e coordenação entre todas as estruturas de saúde através de uma boa informação ;

• Supervisão formativa regular.

Qualquer doente que necessite de cuidados especiais deve ser referenciado nas melhores condições possíveis e contra-referenciado no final da sua estadia hospitalar para assegurar um acompanhamento adequado. No entanto, verificou-se que a aplicação da referenciação e da contra-referenciação constitui um verdadeiro problema a todos os níveis da pirâmide sanitária senegalesa.

O objetivo deste estudo é descrever os constrangimentos ligados ao bom funcionamento do sistema de referenciação e contra-referenciação das urgências obstétricas na Maternidade do Centro de Saúde de Kédougou de janeiro a dezembro de 2019.
Mais concretamente, tratava-se de :

• Efetuar uma análise situacional da referenciação e contra-referenciação das urgências obstétricas na Maternidade do Centro de Saúde de Kédougou.

• Descrever as condições de referenciação e contra-referenciação das urgências obstétricas do ponto de vista dos prestadores de serviços.

• Explicar as condições de referenciação e de contra-referenciação das urgências obstétricas do ponto de vista das pessoas referenciadas.

A Maternidade do Centro de Saúde de Kédougou era a única unidade de referência na região em 2019. Desempenhava o papel de um centro hospitalar regional, recebendo todas as emergências obstétricas encaminhadas por outras unidades de saúde. Hoje, podemos ver que a população de Kédougou, sem que isto seja apoiado por um inquérito qualitativo, se queixa de dificuldades de acesso aos cuidados hospitalares e mesmo da qualidade dos serviços oferecidos na Maternidade do Centro de Saúde de Kédougou. Assim, propusemo-nos realizar um estudo sobre os constrangimentos ligados ao bom funcionamento da referenciação e da contra-referenciação, a fim de compreender estes constrangimentos. No âmbito deste estudo, propomos descrever os constrangimentos ligados ao bom funcionamento do sistema de referência e contra-referência para as urgências obstétricas na Maternidade do Centro de Saúde de Kédougou em 2019.
Para descrever estes constrangimentos, começámos por descrever o problema do sistema de referência e contra-referência em dois aspectos: a referência versus contra-referência em questão e as emergências na referência versus contra-referência. Depois de anunciada a

questão e a hipótese de investigação, procedeu-se à revisão da literatura. Neste segundo capítulo, começámos com uma revisão de estudos descritivos retrospectivos, seguida de uma clarificação concetual antes de apresentarmos a nossa metodologia de investigação, que constitui o terceiro capítulo desta dissertação.

De seguida, analisámos e interpretámos os dados. Estes diferentes aspectos foram estudados:

• Opinião dos prestadores de serviços sobre o sistema de referência e contra-referência.

• O ponto de vista dos referenciadores sobre o sistema de referência e contra-referência.

• Os três atrasos no sistema de referência e contra-referência.

• Deficiências no controlo e na documentação do sistema de referência e contra-referência.

• Sugestões dos prestadores de serviços para melhorar a referência do sistema de referência e contra-referência.

Após a análise e a interpretação dos dados, os aspectos práticos foram descritos no Capítulo 6, antes de se chegar à conclusão geral do estudo.

CAPÍTULO 1

PROBLEMÁTICO

1.1. REFERÊNCIA E CONTRA-REFERÊNCIA

A mortalidade materna continua a ser uma preocupação mundial. A morte de uma mulher durante o período gravídico-puerperal é um acontecimento temido pela sociedade, uma provação angustiante que resulta num grande número de órfãos, na perda de rendimentos e contribui para o empobrecimento das famílias e da sociedade. As crianças morrem frequentemente na infância e, para as que sobrevivem, a sua educação fica seriamente comprometida (Ngom, N. F. 2016).

A mortalidade materna, que se tornou rara nos países desenvolvidos, é um problema de saúde pública nos países em desenvolvimento onde o sistema de referência e contra-referência é insatisfatório (Diallo, A. et al. 2019).

Em 2015, foram registadas cerca de 10,7 milhões de mortes maternas em todo o mundo entre 1999 e 2015. 99% destas mortes ocorreram em países em desenvolvimento, dois terços das quais na África Subsariana, de acordo com um relatório da Organização Mundial de Saúde. (OMS 2015).

Em termos operacionais, há muitos factores que limitam o desempenho do sistema de referência e contra-referência.

A "contra-referência" parece estar pouco enraizada na cultura profissional dos prestadores e quase sem sentido para os pacientes [...]. [A maior parte dos doentes encaminhados para o nível seguinte não regressa ao serviço de origem após a operação. Alguns dos doentes entrevistados ignoram completamente o encaminhamento, ou consideram mesmo inadequado regressar ao serviço que os encaminhou porque já recuperaram. Esta situação resulta de uma falta de comunicação entre os prestadores de cuidados de saúde e os doentes" (VANCUTSEM, I. 2011).

Um estudo qualitativo efectuado no Mali sobre os problemas do sistema de referência e contra-referência para as urgências obstétricas e o envolvimento das comunidades do distrito de Bamako em 2015 revelou "lacunas, nomeadamente nas condições de transferência das pacientes. Além disso, a falta de envolvimento da comunidade é uma grande desvantagem para o bom funcionamento do sistema de referência/contra-referência". (Théra, T. et al. 2015). Um estudo realizado no Hospital Universitário de Parakou, no Benim, mostrou que apenas 2,2% dos pacientes receberam transporte médico. Os outros meios de transporte foram: carros de transporte público (78,9%), motas (9,9%) e veículos dos bombeiros (9%)

6

(Tchaou, B. A., 2015). No seminário nacional sobre referenciação versus contra-referenciação realizado em Diourbel sob os auspícios do Ministério da Saúde senegalês, os principais problemas identificados no sistema de referenciação e contra-referenciação no Senegal foram os seguintes

• Colaboração insuficiente entre a PHE e a região médica;

• Desenvolvimento inadequado dos conhecimentos e competências do pessoal ;

• Atraso na adoção de uma decisão sobre a referência a nível comunitário ;

• Falta de apoio financeiro aos doentes encaminhados;

• Controlo/avaliação inadequada e irregular do índice de referência/contra-índice;

• Ausência ou rutura de boletins de referência/contadorreferência e registar as evacuações.

1.2. EMERGÊNCIAS NA REFERÊNCIA E CONTRA-REFERÊNCIA

Um estudo sobre a referenciação e a contra-referenciação das urgências obstétricas realizado no Senegal mostrou que "a evacuação só foi efectuada com recurso a uma ambulância em 69% dos casos e esta foi acompanhada por um prestador não qualificado em 92,7% dos casos. A falta de recursos, tanto da parte da comunidade como do pessoal de saúde, parece estar no centro de todos os problemas" (Thiam, O. 2014). Alguns prestadores consideram que os problemas do sistema de referenciação e contra-referenciação são agravados pela "insuficiente coordenação das actividades de referenciação e contra-referenciação". De facto, "o acompanhamento e a avaliação do sistema de referência e contra-referência nunca estão na ordem do dia das reuniões de coordenação das unidades de saúde". Uma avaliação do sistema de referência e contra-referência obstétrica na Guiné de [1] de agosto de 2017 a 31 de janeiro de 2018 revelou que "de 560 referências recebidas no departamento, o protocolo de referência nunca foi cumprido na íntegra". Ainda de acordo com esta avaliação, "33% destes encaminhamentos não foram justificados e mais de 63% dos motivos de encaminhamento não estavam de acordo com o diagnóstico definitivo retido na Maternidade de referência" (Théra, T. et al. 2015). De acordo com um estudo realizado sobre os problemas do sistema de referenciação e contra-referenciação das urgências obstétricas e o envolvimento das comunidades no distrito de Bamako, "50,6% das pacientes são evacuadas por ambulância e 15,4% destas pacientes são acompanhadas por pessoal de saúde no momento da referenciação. Este transporte não assistido das mulheres evacuadas, por vezes em estado de choque, contribuiu para obscurecer o seu prognóstico vital." (Diallo, A. et al. 2019). Um estudo realizado no centro hospitalar regional de Thiès mostrou que a proporção de mulheres em risco de morte materna era de 78% entre as mulheres evacuadas. Além disso, quatro factores (chegada tardia, ausência ou lentidão do prestador, transferência tardia para o nível adequado de cuidados e diagnóstico correto tardio) foram estudados e todos contribuíram para 42,2% das mortes maternas (THIAM, M. 2017). "A mortalidade materna e perinatal é um importante problema de saúde pública nos países em desenvolvimento." (Diallo, A. et al. 2019). Em 2017, a mortalidade perinatal foi de 250 por 100.000 nados vivos na região de Kédougou, em comparação com uma média nacional de 236 por 100.000 nados vivos (PNDSS 2019-2028 página 15). Esta taxa, superior à média nacional, evidencia as dificuldades de tratamento das urgências obstétricas, pois se a referenciação e a contrarreferenciação das urgências obstétricas tivessem sido eficazes, algumas destas mortes poderiam ter sido evitadas. Em 2019, de acordo com o relatório das actividades curativas do Centro de Saúde de Salémata, 24 pacientes foram evacuadas para a Maternidade do Centro de Saúde de Kédougou, das quais 7 por anemia grave e 7 por eclâmpsia. destas 24 referenciações receberam uma contra-referência da Maternidade do Centro de Saúde de Kédougou, e no entanto todas estas referenciações foram evacuadas por ambulância com um formulário de referência/contra-referência. A ausência de uma contra-referência não contribui para o tratamento completo das pacientes evacuadas, uma vez que estas últimas, que sofrem de anemia grave, eclâmpsia, ameaça de aborto prematuro ou parto distócico, devem ser seguidas no estabelecimento que as encaminhou para evitar recaídas. Em Kédougou, a contra-referência é muito problemática. É excecional receber uma contra-referência. Cabe ao nível superior enviar a contra-referência, que é de importância vital para o acompanhamento do doente. No entanto, o Ministério da Saúde elaborou um documento de referência/contra-referência para facilitar a sistematização das contra-referências, mas verificou-se que a maioria dos prestadores não efectua esta tarefa. Por vezes, o profissional de saúde é obrigado a telefonar para obter mais informações sobre a contra-referência. A contra-referência contribui para a formação contínua dos profissionais de saúde que a efectuam. Ao não receberem uma contra-referência, perdem uma oportunidade de continuar a sua formação.

1.3. QUESTÃO PARA INVESTIGAÇÃO

Quais são os constrangimentos ao bom funcionamento do sistema de referenciação e contra-referenciação das urgências obstétricas na Maternidade do Centro de Saúde de Kédougou?

1.4. HIPÓTESE DE INVESTIGAÇÃO

O fraco desempenho do sistema de referência e contra-referência está relacionado com a debilidade do acompanhamento e da documentação da referência e contra-referência.

CAPÍTULO 2

REVISÃO DE

Os investigadores sempre se interessaram pelo sistema de referência como forma de encontrar respostas para este problema. A revisão da literatura permitiu-nos conhecer melhor os aspectos ligados ao sistema de referência e contra-referência, mas também consultar e explorar os documentos necessários relacionados com o tema deste estudo, permitindo-nos assim fazer um inventário do trabalho científico já realizado em relação à referência e contra-referência. De facto, consultámos um grande número de documentos relacionados com o nosso tema de estudo. Durante esta pesquisa documental, visitámos vários locais de investigação, o que nos permitiu constatar que a questão do sistema de referência e contra-referência tinha sido objeto de vários estudos. A análise resultante levou-nos a rever alguma da literatura neste domínio. Já em 2014, um estudo prospetivo sobre as dificuldades encontradas pelas parturientes evacuadas para uma zona rural no Senegal mostrou que, apesar dos recursos limitados, é possível gerir e reduzir a morbilidade e a mortalidade das pacientes evacuadas se for criado um sistema de UAS obstétrico nas zonas rurais (Thiam, O. 2014)

A avaliação do sistema de encaminhamento/evacuação para emergências obstétricas na Comuna IV do distrito de Bamako, no Mali, descreveu, entre outros aspectos, a organização e o funcionamento do sistema de encaminhamento/evacuação no distrito sanitário da Comuna IV em Bamako. De acordo com o estudo, a melhoria contínua do sistema de encaminhamento/evacuação conduziu a uma redução da taxa de mortalidade materna. No entanto, a sustentabilidade do sistema está ameaçada pelo não pagamento das contribuições por certos actores do sistema (N'golo, F. 2018). Um outro estudo sobre os problemas do sistema de referenciação/evacuação das urgências obstétricas no centro de saúde de referência da comuna VI de Bamako revela que vários parâmetros influenciam o prognóstico das evacuadas: distância percorrida, condições de evacuação, condições económicas, idade, paridade, motivo da evacuação. Ainda de acordo com os resultados dos seus estudos, a qualificação do agente que decide a evacuação faz parte dos aspectos ligados ao problema, o que coloca o problema da competência e do equipamento à sua disposição. Em 724 casos, ou seja, 76,37% das pessoas evacuadas, o motivo não era coerente com o diagnóstico (Traore, D. 2010). Num estudo sobre os determinantes das complicações obstétricas, foi evidenciada a relação entre a ocorrência de complicações obstétricas e o meio de transporte utilizado e a evacuação obstétrica. O objetivo deste estudo foi identificar os factores associados às complicações obstétricas nas parturientes admitidas nas duas maternidades do Hospital

Universitário de Conacri. O meio de transporte utilizado aquando do encaminhamento teve um impacto significativo na ocorrência de complicações obstétricas . Quanto mais adequado for o meio de transporte, mais provável é que a paciente referenciada evite complicações obstétricas (Baldé et al. 2019).

Uma avaliação do sistema de referenciação e contra-referenciação obstétrica na Maternidade Ignace Deen, na Guiné, mostrou que o processo de referenciação e contra-referenciação tem várias falhas, tanto no centro de referenciação como na Maternidade Ignace Deen. Estas deficiências agravam o prognóstico materno das mulheres referenciadas, uma vez que o protocolo de referenciação nunca foi totalmente respeitado. Verificou-se que todas as evacuadas foram submetidas a pelo menos uma atividade não realizada ou realizada de forma insuficiente, quer durante a preparação pelo centro de referência, quer durante o transporte da urgência para a maternidade de referência. Um terço das referenciações efectuadas não era pertinente, na medida em que nas unidades de referenciação estavam reunidas as condições para assegurar a gestão dos casos no local. (Diallo et al. 2019).

Um estudo prospetivo do sistema de referência/evacuação obstétrica no centro de saúde de referência de Banamba mostrou que a criação de um sistema de referência/evacuação combinado com cesarianas gratuitas reduziu a taxa de mortes maternas e fetais. No entanto, ainda existem problemas com o sistema de referência/evacuação:

• Não pagamento das contribuições pelas autarquias locais;

• Atraso na evacuação: más condições da estrada; relutância inicial da parturiente ou dos seus pais;

• Comunicação: perturbações nas redes telefónicas (Touré, S. 2019).

Os resultados do trabalho sobre os problemas do sistema de referência e contra-referência mostraram que a evacuação e as condições socioeconómicas desfavoráveis são os principais problemas enumerados nos problemas do sistema de referência e contra-referência (Traoré, A. T. 2014).

Uma investigação efectuada em 2015 na Clínica Universitária de Ginecologia e Obstetrícia de Cotonou (CUGO) permitiu compreender melhor as razões que levam a não recorrer ao encaminhamento obstétrico. O problema da não procura de cuidados obstétricos de urgência na CUGO assenta em factores sociais, organizacionais, geográficos, económicos e culturais. A má qualidade da informação de que as mulheres dispõem sobre os motivos de referenciação, o medo da cesariana, considerado óbvio, e as relações difíceis com o pessoal de saúde contribuem para evitar a referenciação. Além disso, os rumores que circulam sobre o acolhimento, os atrasos no tratamento e as condições de hospitalização no CUGO são aspectos a ter em conta. Finalmente, a distância de onde provém o encaminhamento é um fator determinante na aceitação do encaminhamento pelas mulheres e suas famílias (Houngnihin, R. A., & Sossou, A. J. (2017).

Uma avaliação do sistema de referência/evacuação com foco em emergências obstétricas de 2015 a 2018 no distrito de saúde de Yelimané mostrou que a gestação e a paridade desempenham um papel importante em a causa das evacuações. 36,21% das evacuadas estavam na sua primeira gravidez, enquanto 11,48% estavam na sua 6ª ou mais. As mulheres nulíparas foram as mais evacuadas, com 32,58% (Dembélé, H. 2020). Um estudo descritivo transversal efectuado na República Democrática do Congo mostrou que o sistema de referenciação era disfuncional, sendo as referenciações feitas quase sem notas de referência e os hospitais não fazendo a referenciação cruzada dos pacientes (Kafuku, M. 2016).

CAPÍTULO 3

QUADRO CONCEPTUAL

A literatura sugere uma clarificação concetual dos seguintes termos: sistema, referência, contra-referência, pirâmide da saúde, sistema de referência/contra-referência, evacuação e feedback.

A. **SISTEMA:** É definido como as pessoas, instituições e recursos, reunidos por políticas estabelecidas, para melhorar a saúde da população que servem […] (OMS, 2017). O sistema de saúde do Senegal é composto por 03 níveis:

❖ O nível central, que inclui o Gabinete do Ministro, o Secretariado-Geral, as Direcções-Gerais, as Direcções Nacionais e os serviços centrais.

Centros Nacionais de Reinserção Social e Estabelecimentos de Saúde Pública de nível 3;

❖ O nível intermediário estratégico, que reúne as Regiões Médicas, as Brigadas Regionais de Higiene (BRH), os Serviços Regionais de Ação

Segurança Social (SRAS) e Estabelecimentos de Saúde Pública de nível 2;

❖ O nível operacional periférico com os Distritos Sanitários, as Sub-Brigadas de Higiene, os Departamentos Departamentais de Ação Social, os Departamentos de Saúde e de Serviços Sociais, etc. Os Centros de Promoção e de Reinserção Social (CPRS) e os Estabelecimentos de Saúde Pública de nível 1.

A prestação de cuidados de saúde segue a arquitetura da pirâmide sanitária. No topo, os CSP constituem o último nível de referência, seguidos dos centros de saúde no nível intermédio e dos postos de saúde no nível periférico. Este sistema é completado pelo sector privado, pela medicina tradicional e, a nível comunitário, pelos centros de saúde.

Existem quarenta (40) PHEs, sendo 36 de base hospitalar e 04 de base não hospitalar. Eles estão agrupados em três níveis.

O Senegal está dividido em 77 distritos sanitários que compreendem 102 centros de saúde; 1.415 postos de saúde, incluindo 2.676 cabanas de saúde em 2018 (PNDSS 2018_2029).

A OMS, na sua publicação intitulada "Recommendations for clinical practice in emergency obstetric and neonatal care in Africa: a provider's guide third edition" (2018), oferece-nos as seguintes definições de conceitos:

B. **REFERÊNCIA**: é o mecanismo através do qual uma maternidade encaminha um doente que não é da sua competência para uma unidade mais especializada e mais bem equipada (geralmente um hospital) para receber cuidados adequados.

C. **Contra-referência**: é o mecanismo através do qual uma unidade mais especializada e melhor equipada remete uma paciente para a maternidade que a encaminhou, a fim de assegurar a continuidade dos cuidados e o acompanhamento pós-hospitalar.

D. **O SISTEMA DE REFERÊNCIA/COUNTA DE REFERÊNCIA**: é o conjunto das medidas tomadas para assegurar o fluxo bidirecional (ida e volta) dos doentes entre duas estruturas de cuidados com diferentes níveis de competência, a fim de prestar aos doentes os cuidados de que necessitam, no local certo e no momento certo.

E. **EVACUAÇÃO**: por convenção, este termo é utilizado para designar um encaminhamento efectuado numa situação de urgência. É o caso dos cuidados obstétricos e neonatais de urgência (EmONC).

F. **INFORMAÇÃO DE RETROCESSO OU "FEED-BACK"**: é a resposta dada pelo serviço de referência ao serviço de saúde que encaminhou o doente. Inclui informações sobre o acolhimento do doente, o diagnóstico efectuado, os cuidados prestados e as prescrições para a continuação do tratamento.

A Sociedade Africana de Obstetrícia e Ginecologia (SAGO) adoptou as seguintes definições na sua conferência bianual em Dakar, em 1998:

❖ Definição operacional Encaminhamento/evacuação: Este é o mecanismo pelo qual um

Uma unidade de saúde periférica encaminha um caso que ultrapassa as suas competências para uma unidade mais bem equipada. O processo de encaminhamento/evacuação compreende as seguintes etapas - Preparação da urgência pelo centro de encaminhamento (utilização do formulário de encaminhamento, informação aos pais, colocação de um cateter venoso); - Transporte do paciente (veículo médico, acompanhado por um agente e cuidados médicos durante o transporte); - Receção do paciente na maternidade de encaminhamento.

❖ Contra-referência: Este é o processo implementado para garantir o feedback.

de uma unidade de referência que recebeu um paciente para cuidados mais específicos para a unidade que encaminhou o paciente. O formulário de feedback deve descrever: a origem da transferência, o diagnóstico efectuado, os cuidados recebidos e a evolução do tratamento, bem como as recomendações relativas a eventuais deficiências identificadas durante os cuidados prestados na unidade periférica (Boré, B. (2021).

G. **PIRÂMIDE DE SAÚDE**

O sistema de saúde do Senegal tem uma forma piramidal, com o nível comunitário na base e os PHEs de nível 3 no topo da pirâmide, que são o último nível do CRRS. O nível comunitário é a primeira etapa do CRRCS. É composto exclusivamente por pessoal comunitário (ACs, ACPPs) com as seguintes estruturas de saúde: locais comunitários e cabanas de saúde. O primeiro nível de referência das estruturas comunitárias é o posto de saúde. Este é o segundo degrau da pirâmide sanitária senegalesa e, para além do pessoal comunitário, é composto por EDPs e FHTs que encaminham os seus pacientes para o centro de saúde. Se não houver serviços disponíveis no centro de saúde, o paciente deve ser encaminhado para um PHE de nível 1, que por sua vez encaminha para um PHE de nível 2 se não houver cuidados disponíveis para o paciente encaminhado. Os PHE2s, por sua vez, referem-se aos PHEs de nível 3 se os cuidados exigidos pela condição do paciente não estiverem disponíveis no nível PHE2.

O quadro concetual do sistema de referenciação e contra-referenciação do Senegal baseia-se no estilo piramidal para facilitar a referenciação e a contra-referenciação dos doentes (ver Anexo 4).

CAPÍTULO 4

METODOLOGIA

4.1. CONTEXTO DO ESTUDO: O CENTRO DE SAÚDE DE KEDOUGOU

Criado em 1962, o Centro de Saúde de Kédougou é o centro administrativo do distrito sanitário de Kédougou. Está situado no bairro de Gomba, na Route Nationale 7. Faz fronteira a norte com a RN7, a leste com o jardim de infância, a oeste com a central eléctrica de Kédougou e a sul com a missão católica. Tem uma população de 25.476 habitantes e serve de centro de referência para os distritos de Saraya e Salémata. Devido à sua posição geográfica, recebe pacientes dos países vizinhos (República da Guiné Conakry e Mali).

Em funcionamento desde 1962, a Maternidade do Centro de Saúde é composta por :

- Uma sala de consulta e de ecografia para o ginecologista;

- Um hospital com 15 camas ;

- Uma sala de recobro / cesariana com 5 camas;

- Um parto humanizado com 01 cama;

- Uma sala de emergência com 05 camas;

- Três cubículos de exame;

- Um quarto de serviço com 01 cama;

- O consultório da parteira;

- Um ultrassom ;

- Um quarto.

❖ RECURSOS HUMANOS

A maternidade é composta por um ginecologista e um obstetra, 11 parteiras, das quais 6 são funcionárias públicas (parteira-chefe, coordenadora e 4 outras parteiras) e 5 são parteiras comunitárias, 11 matronas, das quais 7 são Bajenu Gox, e 4 são estafetas.

❖ ORGANIZAÇÃO E FUNCIONAMENTO DA MATERNIDADE

Os serviços de maternidade são permanentes, com uma equipa de parteiras de 12 em 12 horas, assistida por matronas sob a supervisão do chefe de departamento. A maternidade está organizada da seguinte forma

• Actividades de ANC, ONC, PF, partos e hospitalizações

• Exames de ultra-sons

• Actividades de prevenção e promoção da saúde.

O serviço é dirigido por um obstetra-ginecologista. A MSF é responsável pela organização e coordenação das actividades, as outras parteiras são responsáveis pela prestação de cuidados e as matronas, algumas das quais são também Bajenu Gox ou estafetas, são responsáveis pelas actividades de sensibilização.

A análise da situação na Maternidade do Centro de Saúde de Kédougou revelou

• Falta de ambulâncias médicas utilizadas exclusivamente para a evacuação

emergências obstétricas.

• Apenas um ginecologista e 11 parteiras do Estado para 6.116 mulheres em idade reprodutiva, enquanto a Organização Mundial de Saúde recomenda um ginecologista para cada 10.000 habitantes e uma parteira para cada 3.000 habitantes.

• Falta de um sistema de referência operacional entre os diferentes níveis de cuidados

(primário, secundário e terciário).

• Apenas 50% das parteiras têm formação em EmONC (cuidados obstétricos e neonatais básicos de emergência)

• Não há orientação ou formação para os agentes comunitários sobre encaminhamento e contra-reencaminhamento.

4.2. POPULAÇÃO DO ESTUDO

A população do estudo era constituída por :

• O médico-chefe do distrito sanitário de Kédougou.

• O ginecologista da Maternidade do Centro de Saúde de Kédougou.

• As parteiras da Maternidade do Centro de Saúde de Kédougou.

• Enfermeiras-chefes e parteiras dos postos de saúde do distrito sanitário de Kédougou.

• Todas as mulheres grávidas em trabalho de parto ou pós-parto que são evacuadas para a Maternidade do Centro de Saúde de Kédougou em 2019.

4.3. AMOSTRAGEM

Para analisar os constrangimentos ligados ao bom funcionamento do sistema de referenciação e contra-referenciação das urgências obstétricas na Maternidade do Centro de Saúde de Kédougou, , adoptámos uma metodologia qualitativa. Para obter uma visão de conjunto dos constrangimentos ligados ao bom funcionamento do sistema de referenciação e contra-referenciação, utilizámos o princípio de diversificação descrito por Álvaro Pires no seu livro "Échantillonnage et qualitative research: a theoretical and methodological essay. Investigação qualitativa. Questões epistemológicas e metodológicas", que seguimos.

Inventariámos todos os perfis de intervenientes envolvidos. Isto permitiu-nos identificar, desde o início da nossa exploração :

• Pacientes: identificados com base nos registos de referência dos postos de saúde. Foram entrevistadas 51 mulheres.
• O médico-chefe do centro de saúde de Kédougou: esteve de serviço no centro durante todo o ano de referência de 2019.
• O ginecologista do centro de saúde de Kédougou: esteve de serviço no estabelecimento durante todo o ano de referência.
• As parteiras dos postos de saúde e do centro de saúde de Kédougou: foram identificadas a partir do diretório do pessoal dos postos de saúde. Foram entrevistadas 22 parteiras, todas em serviço durante o ano de referência.
• KPIs: Estes foram identificados a partir do diretório do pessoal do posto de saúde. No total, foram entrevistados 12, todos em serviço durante o ano de referência.

Além disso, ditado pelo princípio da saturação descrito por Álvaro Pires, inquirimos 51 doentes e deixámos de recolher dados dentro desta categoria. A redundância de informação nas respostas dos inquiridos foi suficiente como critério.

Dado o número limitado de pessoal qualificado no distrito sanitário de Kédougou, todos eles foram selecionados na totalidade. No entanto, devido à indisponibilidade de alguns durante o período de recolha de dados para este estudo, nem todos os prestadores qualificados no distrito sanitário de Kédougou puderam ser inquiridos.

4.4. CONSIDERAÇÕES ÉTICAS

Este estudo foi autorizado pelo comité de aprovação da Universidade Gaston Berger de Saint Louis. A recolha de dados também recebeu o acordo do Diretor Médico do distrito sanitário de Kédougou. Os participantes neste estudo foram informados antes do início das entrevistas sobre a confidencialidade e o anonimato das suas respostas, e cada um deles deu o seu consentimento verbal. Não temos conhecimento de quaisquer conflitos de interesses.

4.5. TÉCNICAS E INSTRUMENTOS DE RECOLHA

Para verificar se o fraco desempenho do sistema de referência e contra-referência está relacionado com a fragilidade do acompanhamento e da documentação da referência e contra-referência, utilizámos o seguinte protocolo de recolha de dados:

• Exploração de documentos (registos/livros de evacuação, formulários de referenciação/contra-referenciação, relatórios introduzidos no DHIS2) dos postos de saúde e do centro de saúde do distrito sanitário de Kédougou.

• Aplicação de um questionário às mulheres grávidas, em trabalho de parto e pós-parto evacuadas para a Maternidade do Centro de Saúde de Kédougou em 2019.

• A utilização de um guião de entrevista junto dos prestadores qualificados do distrito sanitário de Kédougou.

A recolha de dados baseou-se em entrevistas individuais utilizando um questionário para os doentes. Como a maioria era analfabeta, as perguntas foram feitas oralmente e as respostas registadas instantaneamente. Quanto aos prestadores que participaram neste estudo, a recolha de dados foi efectuada à distância, através da aplicação de um questionário escrito. Uma vez recolhidos os dados, foi utilizado o Excel 2016 para os analisar e interpretar.

CAPÍTULO 5

RESULTADOS

5.1. O PONTO DE VISTA DOS PRESTADORES DE SERVIÇOS

O sistema de referenciação e de contra-referenciação é uma das questões debatidas pela maioria dos profissionais de saúde de Kédougou, que se deparam com inúmeras dificuldades para evacuar ou receber uma contra-referenciação.

5.1.1. PRINCIPAIS URGÊNCIAS OBSTÉTRICAS REFERENCIADAS PELOS PONTOS DE ATENDIMENTO DO DISTRITO SANITÁRIO DE KÉDOUGOU

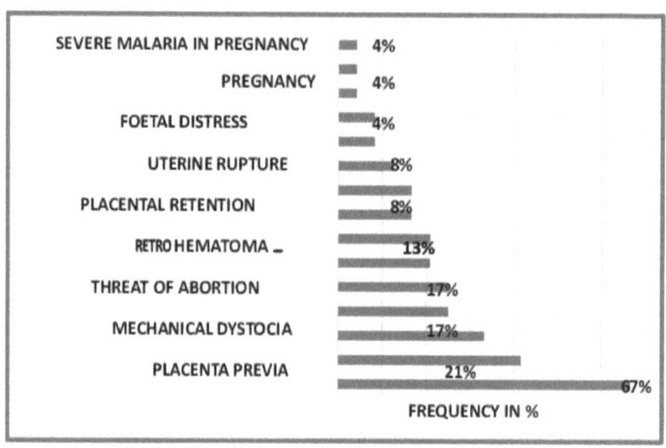

Figura 1: Principais urgências obstétricas referenciadas no distrito sanitário de Kédougou em 2019.

De acordo com os resultados deste estudo, a hemorragia de parto é a principal urgência obstétrica referenciada no distrito sanitário de Kédougou (67% das referenciações). Tendo em conta as complicações que podem resultar de uma hemorragia de parto, o sistema de referenciação e de contra-referenciação não deve sofrer de qualquer disfunção. Deve ser operacional e eficaz a todos os níveis, para que as referenciações possam ser efectuadas sem demora e nas melhores condições possíveis no distrito sanitário de Kédougou.

5.1.2. RECURSOS DE INFORMAÇÃO PARA A ESTRUTURA DE ACOLHIMENTO

O telefone é o meio mais frequentemente utilizado para informar o estabelecimento de acolhimento da decisão de encaminhamento. Todos os prestadores têm o cuidado de informar o centro de acolhimento por telefone antes da partida do doente. As normas do sistema de referenciação e de contra-referenciação exigem que as referenciações sejam efectuadas com um formulário de referenciação e de contra-referenciação devidamente preenchido e que o doente referenciado seja acompanhado por um prestador qualificado. No entanto, os resultados deste estudo mostram que apenas 29% dos doentes referenciados são acompanhados por um prestador qualificado. Em vez de um profissional qualificado, é uma matrona que acompanha o doente. Além disso, 38% dos estabelecimentos de saúde não dispõem de formulários de referência e contra-referência. Em vez disso, é redigida uma nota manuscrita que substitui o formulário de referência e contra-referência.

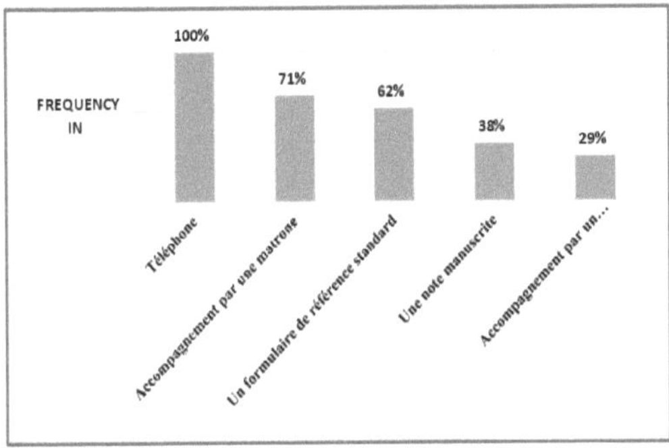

Figura 2: Recursos de informação na receção

5.1.3. PREPARAÇÃO DA EVACUAÇÃO

O nível de preparação da referência é avaliado positivamente por todos os prestadores que participaram neste estudo. Todos os prestadores afirmaram que utilizam os algoritmos das políticas, protocolos e normas do MSAS para a gestão das urgências obstétricas e que decidem sobre a referenciação certificando-se de que :

• O doente está bem estabilizado antes do transporte (medicação de emergência disponível).

• A família recebeu todas as informações sobre as modalidades de encaminhamento.

• O transporte é efectuado com rapidez, segurança e prontidão.

• A organização de acolhimento é informada da decisão de encaminhamento antes da partida do doente.

5.1.4. A DISPONIBILIDADE DE FERRAMENTAS DE GESTÃO DOS SISTEMAS DE REFERÊNCIA E CONTRA-REFERÊNCIA

Todos os instrumentos de gestão do sistema de referência e contra-referência fornecidos pelo Ministério da Saúde e da Ação Social do Senegal não estão disponíveis em todos os estabelecimentos de saúde do distrito sanitário de Kédougou. De acordo com este estudo, 38% dos estabelecimentos não dispõem de boletins de referência/contra-referência em duas partes. É utilizada uma nota manuscrita em vez de um formulário de referência/contra-referência em duas partes, e apenas 29% dos estabelecimentos dispõem de um registo/livro de evacuação. Os outros estabelecimentos que não dispõem de um registo não registam as informações de referência em nenhum instrumento.

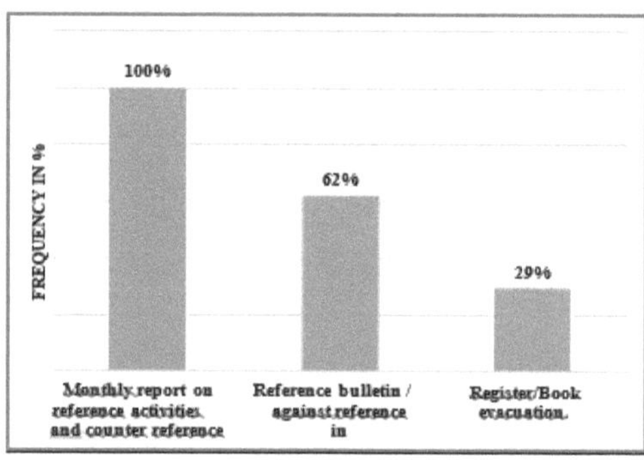

Figura 3: Disponibilidade de ferramentas de gestão

5.1.5. A REFERÊNCIA DO CONTADOR

Durante este estudo, todos os prestadores afirmaram nunca ter sido informados de que um doente tinha sido objeto de uma contra-referência. É certo que todos os prestadores consideraram útil a contra-referência e que esta contribuiu para o tratamento correto do doente. No entanto, a constatação feita durante este estudo é que as estruturas de referenciação não informam de todo a estrutura de referenciação que o doente foi contra-referenciado.

5.1.6. CONDIÇÕES DE REFERÊNCIA PARA EMERGÊNCIAS EMERGÊNCIAS OBSTÉTRICAS

As avaliações das condições de encaminhamento das urgências obstétricas no distrito sanitário de Kédougou diferem de um prestador para outro. Nenhum dos prestadores fez uma avaliação positiva das condições de encaminhamento. 76% dos profissionais de saúde inquiridos consideram que as condições de encaminhamento das urgências obstétricas são "muito difíceis". As dificuldades estão relacionadas com a falta de estradas transitáveis. A maioria dos postos de saúde situa-se nas zonas rurais e, com o relevo muito acidentado da região de Kédougou, a evacuação de uma mulher grávida ou pós-parto nas melhores condições possíveis está a tornar-se uma dor de cabeça para os prestadores de cuidados de saúde do distrito sanitário de Kédougou. Para além disso, 3% dos prestadores consideram que o "sistema está mal organizado" porque, segundo eles, não existe um sistema de regulação entre os postos de saúde e a Maternidade do Centro de Saúde de Kédougou. Outra avaliação negativa das condições de encaminhamento é "a falta de recursos humanos qualificados" para acompanhar os doentes durante a evacuação. De acordo com os resultados deste estudo, 71% dos encaminhamentos não são acompanhados por pessoal qualificado. Dadas as complicações que podem advir das urgências obstétricas, é imperativo encaminhar as doentes com pessoal qualificado. No entanto, devido à falta de pessoal qualificado no distrito sanitário de Kédougou, alguns prestadores de serviços são obrigados a fazer acompanhar a paciente por uma matrona, que não está suficientemente equipada para tratar eventuais complicações. No entanto, esta situação deve-se "à falta de recursos financeiros dos Comités de Desenvolvimento Sanitário", segundo os prestadores.

"A falta de uma ambulância médica é uma das razões pelas quais os prestadores não estão satisfeitos com as condições do encaminhamento. Nenhum dos estabelecimentos do distrito sanitário de Kédougou dispõe de uma ambulância médica. Em vez de uma ambulância médica, são utilizadas ambulâncias simples para as evacuações, que não garantem o respeito das normas e dos procedimentos de transporte dos doentes.

5.2. O PONTO DE VISTA DOS ÁRBITROS

5.2.1. A HORA DE CHEGADA AO SERVIÇO E A DECISÃO DE EVACUAR O DOENTE

No decurso do nosso estudo, 51 mulheres grávidas, em trabalho de parto ou pós-parto que foram evacuadas para a Maternidade do Centro de Saúde de Kédougou em 2019 foram objeto de recolha de dados através de um questionário. Das 51 pessoas inquiridas, 53% estavam satisfeitas com o tempo decorrido entre a chegada à enfermaria e a decisão de evacuação. No entanto, 20% dos pacientes estavam insatisfeitos e 27% não estavam muito satisfeitos. Entre os motivos de insatisfação, 54% consideraram que o tempo de espera entre a sua chegada e a decisão de alta era demasiado longo. Outros 20% estavam insatisfeitos ou pouco satisfeitos devido à ausência de uma parteira no centro de saúde.

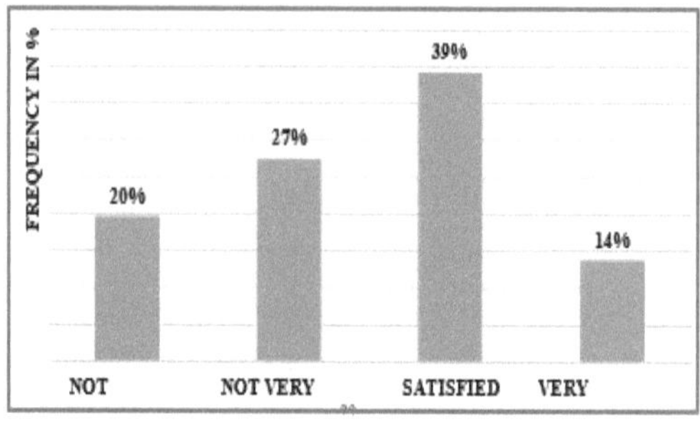

Gráfico 4: Nível de satisfação com o tempo necessário para tomar a decisão de evacuar os doentes

5.2.2. AVALIAÇÃO DA QUALIDADE DOS CUIDADOS DE URGÊNCIA EM OBSTETRÍCIA

A qualidade dos cuidados obstétricos de urgência na Maternidade do Centro de Saúde de Kédougou é avaliada de diferentes formas. A maioria das pacientes (53%) está satisfeita, enquanto 47% estão insatisfeitas. Para a maior parte das pacientes (33%), o motivo da insatisfação foi o tempo decorrido entre a chegada ao estabelecimento e o tratamento. Além disso, 21% dos pacientes estão insatisfeitos devido à falta de um serviço de receção e encaminhamento na Maternidade do Centro de Saúde de Kédougou.

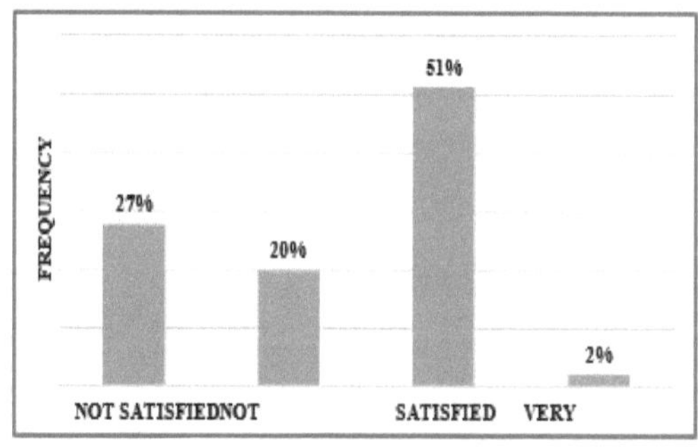

Gráfico 5: Grau de satisfação com a qualidade dos cuidados obstétricos de urgência.

5.2.3. AVALIAÇÃO DAS CONDIÇÕES DE ENCAMINHAMENTO PARA EMERGÊNCIAS OBSTÉTRICAS

Dos 51 doentes inquiridos, 41% estavam satisfeitos com as condições de encaminhamento e 2% estavam muito satisfeitos. No entanto, 29% não estavam nada satisfeitas e 28% não estavam muito satisfeitas. Os motivos de insatisfação com as condições de referenciação da urgência obstétrica prendem-se maioritariamente (52%) com o custo da referenciação suportado pela doente. O outro motivo de insatisfação com as condições de encaminhamento foi a ausência de ambulância. 57% dos pacientes estavam insatisfeitos ou pouco satisfeitos devido à falta de uma ambulância médica na sua unidade de saúde. Em 2019, durante o período do nosso inquérito, nenhum estabelecimento dispunha de uma ambulância médica.

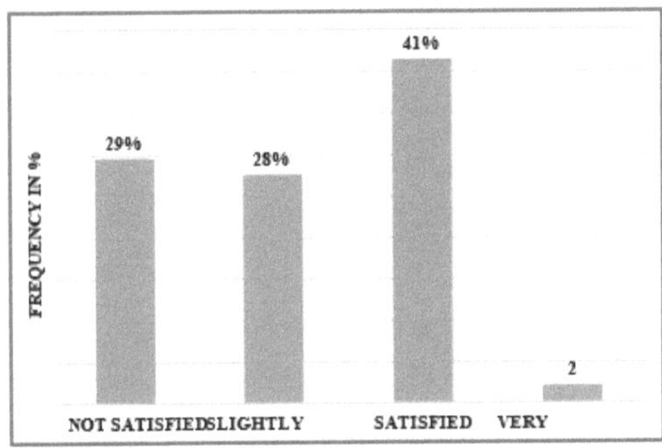

Gráfico 6: **Nível de apreciação das condições de encaminhamento das urgências obstétricas.**

5.3. O ATRASO NA ADOPÇÃO DE UMA DECISÃO POR REFERÊNCIA

No sistema de referência e contra-referência, existem três tipos de atrasos:

▪ **O primeiro atraso**: Reconhecer e tomar a decisão de procurar cuidados.

▪ **O segundo atraso**: Transporte para o centro de saúde, atraso no caminho para uma unidade de saúde adequada.

▪ **O terceiro atraso**: a demora em receber cuidados adequados na unidade de saúde de referência o mais rapidamente possível.

5.3.1. O ATRASO IMPUTÁVEL AOS PRESTADORES DE CUIDADOS DE MATERNIDADE DO CENTRO DE SAÚDE DE KEDOUGOU

O terceiro tipo de atraso é imputável aos prestadores de serviços de saúde. Sendo a única instalação de referência da região para emergências obstétricas em 2019, a Maternidade do Centro de Saúde de Kédougou tinha apenas uma sala de operações para lidar com todas as emergências obstétricas encaminhadas. A este facto acresce a falta de recursos humanos qualificados. A Maternidade do Centro de Saúde de Kédougou tinha apenas um ginecologista para toda a região de Kédougou.

O custo elevado dos cuidados obstétricos de urgência é um fator determinante do terceiro tipo de atraso no sistema de referenciação em Kédougou. Os resultados deste estudo mostraram que 43% das pacientes referenciadas sentiam que o seu nível de vida era baixo.

Outro fator significativo do atraso imputável aos prestadores é a escassez de medicamentos essenciais para a saúde materna. Nas discussões com os profissionais, constata-se frequentemente que os medicamentos essenciais para o tratamento das urgências obstétricas se esgotaram. Embora o centro de saúde de Kédougou disponha de um banco de sangue, verifica-se frequentemente uma falta grave de sangue ou de derivados do sangue. De facto, este estudo mostrou que 67% das urgências obstétricas encaminhadas para a Maternidade do Centro de Saúde de Kédougou estão ligadas a hemorragias de parto, daí a necessidade acrescida de produtos sanguíneos. No entanto, a dádiva de sangue não faz parte da cultura da população de Kédougou. O baixo nível de apoio à dádiva de sangue continua a ser um grande obstáculo à disponibilidade de produtos sanguíneos. Neste estudo, 100% dos prestadores entrevistados consideraram que existe um prazo bastante longo (mais de 30 minutos) entre a chegada do doente e a decisão de encaminhamento.

Além disso, as pacientes com a taxa de sucesso mais elevada foram as que foram evacuadas a tempo e as mortes maternas registadas estavam muitas vezes ligadas a atrasos na decisão de referenciação.

5.3.2. ATRASOS IMPUTÁVEIS AOS DOENTES

O reconhecimento e a decisão de procurar cuidados são os primeiros atrasos, o que afecta toda a população. Este atraso está muitas vezes ligado à falta de conhecimento dos sinais de perigo por parte da comunidade, mas a pobreza e os baixos níveis de educação estão também entre as razões para não procurar cuidados. A análise dos resultados deste estudo mostra que 43% das pacientes inquiridas têm um baixo nível de vida. O custo elevado do tratamento das urgências obstétricas leva a que algumas pessoas prefiram automedicar-se em vez de se deslocarem ao centro de saúde de Kédougou. Os resultados do Inquérito Harmonizado sobre as Condições de Vida dos Agregados Familiares (EHCVM 2018/2019) no Senegal mostraram que, nas zonas rurais, a automedicação é citada por 37,4% da população rural como motivo para não recorrer às unidades de saúde.

O nível de instrução é também um dos factores determinantes dos atrasos imputáveis aos doentes. Vários inquéritos demonstraram que quanto menor é o nível de instrução de uma pessoa, menor é a probabilidade de ela recorrer aos serviços de saúde em caso de necessidade.

Existe uma forte correlação entre o nível de instrução e a decisão de recorrer a um estabelecimento de saúde em caso de necessidade. No distrito sanitário de Kédougou, a maioria da população vive em zonas rurais (82%) e 47% da população não tem escolaridade, de acordo com os resultados deste estudo.

Os aspectos socioculturais figuram entre os factores identificados como favorecendo a ocorrência do primeiro atraso. Nas zonas rurais (nomeadamente no distrito sanitário de Kédougou), as mulheres não são autónomas nas suas decisões. São as sogras que decidem se devem ou não consultar uma unidade de saúde. Como não estão conscientes dos sinais de perigo da gravidez, tomam muito tardiamente a decisão de procurar cuidados nas unidades sanitárias.

5.4. DEFICIÊNCIAS NO CONTROLO E NA DOCUMENTAÇÃO DA REFERÊNCIA E DA CONTRA-REFERÊNCIA

No decurso deste estudo sobre os constrangimentos ligados ao bom funcionamento do sistema de referenciação e contra-referenciação das urgências obstétricas na Maternidade do Centro de Saúde de Kédougou em 2019, foram constatadas várias deficiências no acompanhamento e documentação da referenciação e contra-referenciação. Um sistema de referenciação e contra-referenciação não pode funcionar corretamente sem a disponibilidade de ferramentas de gestão. Estes instrumentos permitem registar todas as informações necessárias para facilitar o acolhimento na estrutura de referência. Permitem igualmente recolher todas as informações necessárias ao acompanhamento e à avaliação do sistema de referência e de contra-referência. No distrito sanitário de Kédougou, todos os estabelecimentos de saúde dispõem de um relatório mensal das actividades de referenciação e de contra-referenciação. Esta ferramenta faz parte do documento denominado "relatório global de zona" para os pontos de prestação de serviços. No entanto, o registo/livro de evacuação só estava presente em 29% dos estabelecimentos de saúde. Este permite recolher numerosas informações sobre o paciente, tais como os motivos do encaminhamento, as condições de evacuação, a hora de chegada e a hora da decisão de evacuar, os exames ou tratamentos administrados ao paciente, etc. Além disso, o formulário de encaminhamento e de contra-reencaminhamento em duas partes só está presente em 62% dos estabelecimentos de saúde, quando este último, dada a sua importância, deveria estar presente em todos os estabelecimentos de saúde, mesmo a nível comunitário. O MSAS elaborou um documento para este efeito, denominado "formulário de referência e contra-referência", para registar todas as informações necessárias para que a unidade de acolhimento disponha de todas as informações necessárias para prestar cuidados corretos e rápidos ao paciente encaminhado. A segunda parte do formulário de referenciação e contra-referenciação também desempenha um papel fundamental no momento da contra-referenciação, pois contém informações úteis sobre o doente para assegurar um acompanhamento correto na unidade de referenciação.

5.5. PREENCHIMENTO EXAUSTIVO DE TODAS AS RUBRICAS DO REGISTO E DO BOLETIM DE REFERÊNCIA E CONTRA REFERÊNCIA

Ainda que existam na estrutura instrumentos de gestão dos sistemas de referência e contra-referência, estes não são preenchidos de forma exaustiva. De facto, após verificação dos instrumentos, apenas 29% dos prestadores os preencheram de forma exaustiva. O preenchimento exaustivo dos instrumentos de gestão permite acompanhar e avaliar corretamente o sistema, mas também garante que o serviço recetor dispõe de todas as informações necessárias para gerir o doente.

5.6. O BOLETIM DE REFERÊNCIA/CONTRA-REFERÊNCIA DA INCLUSÃO SISTEMÁTICA NO MOMENTO DA REFERENCIAÇÃO

As normas de referência exigem que todas as referências sejam acompanhadas de

um boletim de referência/contra-referência. Os resultados deste estudo mostraram que 41

% das referenciações efectuadas no distrito sanitário de Kédougou em 2019 não foram sistematicamente acompanhadas de um formulário de referenciação/contra-referenciação. Por vezes, em vez do formulário de referenciação/contra-referenciação, foi escrita uma nota manuscrita numa folha de papel em branco.

5.7. A INCLUSÃO DAS CONSULTAS DE URGÊNCIA OBSTÉTRICA COMO PONTO DA ORDEM DE TRABALHOS DAS REUNIÕES DE COORDENAÇÃO

As entrevistas efectuadas com os prestadores de cuidados de saúde do distrito sanitário de Kédougou no âmbito deste estudo revelaram que a referenciação das urgências obstétricas não está incluída na ordem de trabalhos das reuniões de coordenação. Após ter verificado os relatórios das reuniões de coordenação existentes, a referenciação das urgências obstétricas nunca constava da ordem de trabalhos.

5.8. AVALIAÇÃO DO SISTEMA DE REFERÊNCIA E DE CONTROLO EM RELAÇÃO À REFERÊNCIA

Em 2017, uma missão de controlo conjunta do M.S.A.S. com o apoio dos seus parceiros avaliou o sistema de referência e contra-referência na região de Kédougou. Tratou-se de uma missão de controlo de 5 dias para os três distritos. Dada a complexidade do sistema de referência e contra-referência, 5 dias não seriam suficientes para avaliar este sistema. Não temos conhecimento de qualquer outra avaliação do sistema de referência/contra-referência até à data do nosso estudo. Este facto demonstra a fragilidade da avaliação de acompanhamento do sistema de referência/contra-referência.

5.9. SUGESTÕES DOS PRESTADORES DE SERVIÇOS PARA MELHORAR O SISTEMA DE REFERÊNCIA E DE CONTROLO EM RELAÇÃO À REFERÊNCIA

Os resultados do estudo sobre o sistema de referenciação e contra-referenciação no distrito sanitário de Kédougou em 2019 revelaram várias dificuldades. As entrevistas com os pacientes e os prestadores de cuidados de saúde permitiram-nos destacar as muitas dificuldades enfrentadas pelos pacientes referenciados e pelos intervenientes no sistema de referência e contra-referência. Estes fizeram recomendações de melhoria. O gráfico seguinte resume as diferentes sugestões feitas pelos prestadores durante as entrevistas.

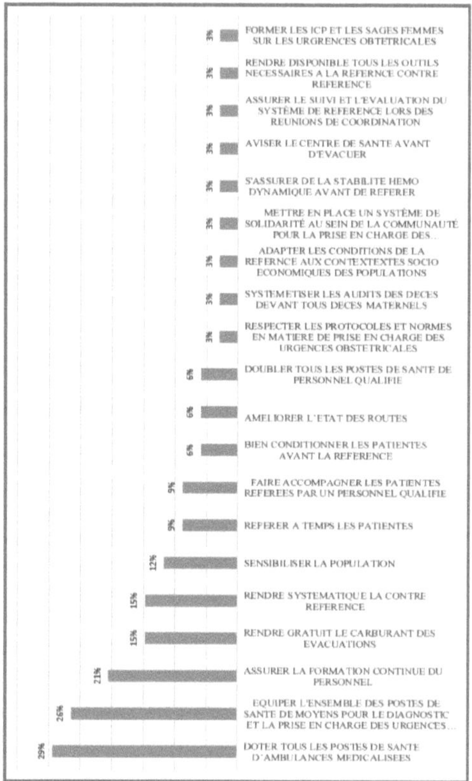

Figura 7: Sugestões dos fornecedores.

Para o efeito, 29% dos prestadores sugeriram que todas as unidades sanitárias deveriam ser dotadas de ambulâncias médicas para permitir a evacuação nas melhores condições possíveis. Os resultados deste estudo mostraram que nenhum estabelecimento do distrito sanitário de Kédougou dispõe de uma ambulância médica. Em vez disso, existem ambulâncias simples (não medicalizadas), que não garantem um tratamento adequado das urgências obstétricas. Para resolver as dificuldades do sistema de referenciação e de contra-referenciação, 26% dos prestadores sugeriram também a disponibilização de recursos suficientes nos pontos de atendimento para o diagnóstico e o tratamento das urgências obstétricas. No âmbito da melhoria do sistema de referência e contra-referência, é igualmente recomendada a formação contínua dos prestadores. Para o efeito, 21% dos profissionais de saúde consideram que a formação contínua através de seminários sobre cuidados obstétricos e neonatais básicos (SONUB) contribuiria para melhorar o sistema de referência e contra-referência. Outra solução proposta pelos prestadores é a utilização sistemática da contra-referência (15% dos prestadores). A contra-referência, que é uma tarefa administrativa destinada a reencaminhar o paciente após a sua estadia no centro de referência para a secção de contra-referência do boletim de referência, não é aplicada de todo no distrito sanitário de Kédougou. Todos os prestadores entrevistados consideram que nunca receberam uma contra-referência, apesar de esta fazer parte da continuidade dos cuidados do paciente. O transporte gratuito é uma solução frequentemente proposta pelos prestadores (15% dos prestadores). No distrito sanitário de Kédougou, os doentes pagam o combustível quando são evacuados. Só em caso de urgência extrema é que os comités de desenvolvimento sanitário pagam o combustível para a evacuação. Os comités são obrigados a agir desta forma porque não dispõem de um orçamento importante para cobrir as despesas de transporte de todos os doentes a evacuar.

As outras soluções recomendadas pelos prestadores de serviços são as seguintes

- Sensibilização do público.

- Encaminhar os doentes em tempo útil.

- Os doentes referenciados são acompanhados por pessoal qualificado

- Os doentes devem estar bem condicionados antes de serem encaminhados.

- Melhorar as condições das estradas.

- Duplicar o número de pessoal qualificado em todos os postos de saúde.

- Cumprir os protocolos e as normas de tratamento das urgências obstétricas.
- Sistematizar as auditorias de óbitos para todas as mortes maternas.

- Adaptar as condições de referência aos contextos socioeconómicos das pessoas.
- Criar uma solidariedade comunitária para cobrir as consultas de obstetrícia.
- Assegurar a estabilidade hemodinâmica antes do encaminhamento.

- Avisar o centro de saúde que está a evacuar.

- Acompanhamento e avaliação do sistema de referência nas reuniões de coordenação.
- Disponibilizar todas as ferramentas necessárias para a referência contra referência

- Formação de médicos e parteiras em situações de emergência obstétrica.

A maior parte das sugestões feitas pelos prestadores para melhorar o sistema de referenciação e contra-referenciação diz respeito ao aumento dos recursos (ambulâncias médicas, equipamento para diagnosticar e tratar as urgências obstétricas) e ao reforço das capacidades do pessoal do distrito sanitário de Kédougou. Quase todas as sugestões estão relacionadas com o 3.º atraso (qualidade dos cuidados recebidos na unidade de saúde de referência o mais rapidamente possível).

CAPÍTULO 6

DISCUSSÕES

Um sistema de referência e contra-referência para as urgências obstétricas funcional e conforme às normas pode resolver muitas dificuldades. Para isso, são necessárias abordagens multi-sectoriais para resolver os numerosos constrangimentos ligados ao bom funcionamento do sistema de referência e contra-referência para as urgências obstétricas no distrito sanitário de Kédougou. As autoridades sanitárias não podem resolver sozinhas estes constrangimentos. Os sectores da saúde, da ação social, da educação e das infra-estruturas, bem como as colectividades locais e as comunidades, devem trabalhar em conjunto para ultrapassar estes constrangimentos. Para isso, a primeira etapa consiste em evitar o primeiro atraso, adoptando uma boa estratégia de sensibilização da população para as urgências obstétricas. Como a mudança de comportamento é um processo longo, é necessário sensibilizar o público para as urgências obstétricas para evitar o primeiro atraso.Os resultados deste estudo mostraram que nenhum dos estabelecimentos de saúde do distrito sanitário de Kédougou dispõe de ambulâncias médicas, pelo que é urgente equipar todos os estabelecimentos com ambulâncias para garantir a continuidade dos cuidados médicos e obstétricos durante a transferência dos pacientes.A falta de recursos humanos qualificados no distrito sanitário de Kédougou é um segredo aberto. De acordo com os resultados deste estudo, 71% dos encaminhamentos não são acompanhados por pessoal qualificado. Os prestadores entrevistados acreditam que esta falta de apoio está ligada à falta de recursos humanos qualificados. A ausência de profissionais qualificados durante o encaminhamento expõe as pacientes a complicações obstétricas. Por conseguinte, para garantir a segurança das pacientes durante as evacuações, é necessário reforçar todos os pontos de serviço com recursos humanos qualificados e duplicar o número de Maternidades nos postos de saúde, a fim de colmatar a ausência da parteira ou do PCI, caso estes devam acompanhar as pacientes durante o encaminhamento.No âmbito da melhoria do sistema de referenciação, é necessário melhorar as instalações técnicas da Maternidade do Centro de Saúde de Kédougou, para que todas as urgências obstétricas referenciadas possam ser tratadas de forma eficaz. O MSAS criou instrumentos de gestão do sistema de referenciação e de contra-referenciação (livro de registo/evacuação, formulário de referenciação e de contra-referenciação em duas partes, relatório global da zona) para fornecer informações. Trata-se de bons instrumentos que permitem o preenchimento exaustivo de todas as informações sanitárias relativas às actividades de referência e de contra-referência. Para um melhor acompanhamento e avaliação do sistema de referência e contra-referência, todos estes instrumentos devem estar disponíveis nos pontos de atendimento. A contra-referência é uma etapa muito importante na gestão do doente, pois permite um melhor acompanhamento do doente a nível periférico. A contra-referência deve ser sistemática para todos os doentes referenciados. É necessário designar uma pessoa para se ocupar desta tarefa administrativa a tempo inteiro, a fim de facilitar o regresso do doente à unidade de referência. 47% das pacientes que participaram neste estudo estavam insatisfeitas com a qualidade dos cuidados de urgência obstétrica na Maternidade do Centro de Saúde de Kédougou. A população de Kédougou deplora geralmente a qualidade do serviço de acolhimento, embora este facto não tenha sido comprovado por um estudo científico. Como o acolhimento faz parte dos cuidados, os prestadores devem melhorar a qualidade do acolhimento. A participação das comunidades no esforço sanitário, nomeadamente no sistema de referência e contra-referência, permitirá reduzir os constrangimentos ligados ao bom funcionamento deste sistema. Com um sistema de solidariedade comunitária para cobrir as despesas de evacuação, os atrasos ligados à falta de recursos financeiros poderiam ser evitados. A participação da comunidade no esforço sanitário permitiria uma compreensão comum das questões de encaminhamento e contra-reencaminhamento, a fim de ajudar a comunidade a definir as suas necessidades e recursos em termos de encaminhamento e contra-reencaminhamento e a passar a acções concretas. Como a saúde é uma responsabilidade transferida, as autoridades locais devem ser envolvidas no sistema de referência e contra-referência, uma vez que os postos de saúde, por si só, não podem garantir que o sistema funciona corretamente. Muitos dos parâmetros para a criação de um bom sistema estão fora do seu alcance. As autoridades do MSAS devem empenhar-se na digitalização do sistema de saúde, o que permitiria desmaterializar o sistema de referência e contra-referência. O centro de referência preencherá simplesmente o formulário eletrónico e enviá-lo-á ao centro de encaminhamento, que, por sua vez, fará a contra-referência por via eletrónica no final do internamento do doente. Esta oportunidade pode ser aproveitada para reduzir os constrangimentos ligados ao bom funcionamento do sistema de referenciação e de contra-referenciação, sistematizando os formulários de contra-referenciação e melhorando o acompanhamento e a avaliação deste sistema. Trata-se de um quadro de planificação, de acompanhamento e de avaliação das actividades de referenciação e de contra-referenciação, composto por equipas de gestão da região médica e dos distritos, para melhorar a coordenação do sistema de referenciação e de contra-referenciação.

CONCLUSÃO

Com o objetivo de proporcionar um acesso equitativo aos serviços de saúde a toda a população, e no contexto da melhoria dos cuidados de saúde primários, o sistema de referência e contra-referência foi criado no Senegal para responder às necessidades da população em termos de qualidade dos cuidados. O objetivo deste estudo é descrever os constrangimentos ligados ao bom funcionamento do sistema de referência e contra-referência das urgências obstétricas na Maternidade do Centro de Saúde de Kédougou. Esta descrição foi feita através de uma análise situacional da referenciação e contra-referenciação das urgências obstétricas, depois procedemos a uma análise das condições da referenciação e contra-referenciação das urgências obstétricas do ponto de vista dos prestadores e do ponto de vista dos pacientes referenciados.

A análise da situação mostrou que o sistema de referência e contra-referência enfrenta vários constrangimentos no distrito sanitário de Kédougou. Nenhum dos estabelecimentos dispõe de uma ambulância médica. A hemorragia de parto é a principal urgência obstétrica referenciada no distrito sanitário de Kédougou, representando 67% das referenciações.

O telefone é o meio mais frequentemente utilizado para informar a estrutura de acolhimento da decisão de encaminhamento. No entanto, existe uma falta de apoio qualificado para o encaminhamento. A falta de recursos humanos obriga os prestadores de cuidados de saúde a ter os doentes acompanhados por uma matrona. Apenas 29% dos doentes referenciados foram acompanhados por um profissional qualificado.

Todos os instrumentos de gestão do sistema de referenciação e de contra-referenciação colocados à disposição dos estabelecimentos de saúde pelo Ministério da Saúde e da Ação Social senegalês (relatório global de zona, boletins de referenciação e de contra-referenciação em duas partes e registo/livro de evacuação) não estão disponíveis em todos os estabelecimentos de saúde do distrito sanitário de Kédougou. Além disso, o encaminhamento não é sistemático após a estadia da paciente na maternidade do centro de saúde de Kédougou. As condições de encaminhamento deixam muito a desejar, segundo os prestadores de serviços. 76% dos profissionais de saúde inquiridos consideram que as condições de encaminhamento das urgências obstétricas são "muito difíceis" devido à "falta de estradas praticáveis", à "falta de recursos humanos qualificados", etc. para acompanhar as pacientes quando são evacuadas, "o transporte não é gratuito", "as pacientes estão mal acondicionadas quando chegam" e "não há ambulâncias médicas". No distrito sanitário de Kédougou, nenhum estabelecimento dispõe de uma ambulância médica. Em vez de ambulâncias médicas, são utilizadas ambulâncias simples para as evacuações, que não garantem o respeito das normas e dos procedimentos de transporte dos doentes. De um modo geral, os pacientes encaminhados apreciaram as condições de encaminhamento, mas alguns pacientes não ficaram satisfeitos devido ao tempo que decorreu entre a sua chegada à unidade e o seu tratamento, e à ausência de um serviço de acolhimento e de encaminhamento na Maternidade do Centro de Saúde de Kédougou. Os resultados deste estudo revelaram também uma deficiência no acompanhamento e na documentação do sistema de referência e contra-referência. Nem todos os instrumentos de gestão são preenchidos de forma exaustiva. Um boletim de referência e contra-referência não é emitido sistematicamente no momento da referência e, depois de verificar os relatórios das reuniões de coordenação existentes, a referência das urgências obstétricas nunca está na ordem do dia. Para além da missão de supervisão conjunta do MSAS realizada em 2017, até à data do nosso estudo não nos foi comunicada qualquer outra avaliação do sistema de referenciação e contra-referenciação. Podemos, portanto, responder afirmativamente à nossa hipótese de investigação e dizer que o mau desempenho do sistema de referência e contra-referência está ligado à fragilidade do acompanhamento e da documentação da referência e contra-referência. O Distrito Sanitário de Kédougou não dispõe de um plano de acompanhamento e de avaliação dos seguintes indicadores: motivos da referenciação, acompanhamento por um prestador de serviços qualificado durante a referenciação, meios de transporte utilizados durante a referenciação, utilização de um formulário de referenciação e de contra-referenciação, cumprimento da contra-referenciação pelos pacientes. Nenhum sistema pode ser eficaz sem um controlo e uma avaliação regulares. O acompanhamento e a documentação permitem avaliar o sistema de referência e de contra-referência, retificar as anomalias do sistema e corrigi-las, a fim de dispor de um sistema de referência e de contra-referência de elevado desempenho, capaz de responder às necessidades dos prestadores e dos doentes.

REFERÊNCIAS BIBLIOGRÁFICAS

1. Baldé, I. S., et al. (2019). Determinantes das complicações obstétricas à chegada das parturientes ao Hospital Universitário de Conacri em relação a 645 observações. Determinantes de complicações obstétricas. Rev int sc méd Abj -RISM-2019;21,3:175-179.

2. Boré, B. (2021). Evaluation du système de référence-évacuation des urgences obstétricales du district sanitaire de Macina de 2017à 2019 (Doctoral dissertation, USTTB).

3. Dembélé, H. (2020). Evaluation du système de référence/évacuation axe sur les urgences obstétricales de 2015 à 2018 dans le District Sanitaire de Yelimané (Doctoral dissertation, Université des Sciences, des Techniques et des Technologies de Bamako), 92 páginas.

4. Diallo, A., et al. (2019). Avaliação dos cuidados obstétricos do sistema de referência e contra-referência na maternidade Ignace Deen na Guiné. Jaccr África, 3(4), 505-516.

5. Houngnihin, R. A., & Sossou, A. J. (2017). Compreender a renúncia ao encaminhamento obstétrico na Clínica Universitária de Ginecologia e Obstetrícia de Cotonou. Santé Publique, 29(5), 719-729.

6. Kafuku, M. (2016). L'analyse comparative opérationnelle de la référence et contre référence en milieu urbain et rural: cas des Zones de Santé Kisanga et Kapolowe, Universidade de Lubumbashi, 67 páginas.

7. N'golo, F. (2018). Avaliação do sistema de encaminhamento/evacuação para emergências obstétricas no CS ref CIV no distrito de Bamako. Tese de doutoramento em medicina. Universidade das Ciências das Técnicas e das Tecnologias de Bamako, 107 páginas.

8. Ngom, N. F. (2016). L'assistance médicale à l'accouchement au Sénégal (Dissertação de doutoramento, Universidade de Bordéus).

9. Pires, A. (1997). Échantillonnage et recherche qualitative: essai théorique et méthodologique. A investigação qualitativa. Enjeux épistémologiques et méthodologiques, 64-68.

10. Tchaou, B. A., et al. (2015). Emergências obstétricas no Hospital Universitário de Parakou, no Benim: aspetos clínicos, terapêuticos e evolutivos. Revista Científica Europeia, 11(9).

11. Théra, T., et al. (2015). Problematique du système de référence-contre-référence des urgences obstétricales et l'implication des communautés dans le district de Bamako. Mali médical, 30(3).

12. Thiam, M. (2017). Mortalidade materna no Centre Hospitalier Régional de Thiès: etiologias e factores determinantes, cerca de 239 mortes. JORNAL DA SAGO (Ginecologia-Obstetrícia e Saúde Reprodutiva), 18(1).

13. Thiam, O. (2014). La problématique des parturientes évacuées en zone rurale sénégalaise: exemple du centre hospitalier de Ndioum. Revue Africaine et Malgache de Recherche Scientifique/Sciences de la Santé, 1(2).

14. Touré, S. (2019). Avaliação do sistema de referenciação/evacuação obstétrica no centro de saúde de referência de Banamba. Tese de doutoramento em Medicina. Universidade de Ciências das Técnicas e Tecnologias de Bamako, 91 páginas.

15. Traoré, A. T. (2014). Emergências obstétricas no contexto da evacuação de referência no centro de saúde de referência Major Moussa Diakité em Kati à propos de 319 casos. Universidade das Ciências das Técnicas e das Tecnologias de Bamako, 87 páginas.

16. Traoré, D. (2010). Problématique du système de référence/évacuation des urgences obstétricales au CS de référence du district sanitaire de Bamako (Doctoral dissertation, Thèse de Méd. Bamako), 130 pages.

17. Vancutsem, I. (2011). Análise do sistema de referência e contra-referência na região de savana do norte do Togo. Relatório de estágio. 52 páginas.

18. Organização Mundial da Saúde. (2015). Acompanhamento da cobertura universal de saúde: primeiro relatório de monitorização global. Organização Mundial da Saúde.

WEBOGRAFIA

1. https://senegal.dhis2.org/ visitado em 24 de setembro de 2020.

2. https://www.ansd.sn/ressources/publications/Rapport-final-EHCVM-vf-Senegal.pdf visitado em 07 de fevereiro de 2022.

3. https://www.sec.gouv.sn/publications/lois-et-reglements/loi-ndeg-2001-03-du-22- january-2001-bearing-constitution-amended. Visitado em 19 de março de 2020.

4. https://www.ansd.sn/ressources/rapports/Rapport%20Final%20EDS%202017.pdf visitado em 09 de abril de 2020.

5. https://www.gieraf.org/assets/images/article_41/01SONU%20AFRIQUE%203%C3% A8me%20%C3%A9dition%202018.pdf visitado em 05 de agosto de 2022.

APÊNDICES

APÊNDICE 1: QUESTIONÁRIO PARA PESSOAL DE SAÚDE QUALIFICADO

ESTUDO SOBRE OS CONSTRANGIMENTOS LIGADOS AO BOM FUNCIONAMENTO DO SISTEMA DE REFERENCIAÇÃO E CONTRA-REFERENCIAÇÃO DAS URGÊNCIAS OBSTÉTRICAS NA MATERNIDADE DO CENTRO DE SAÚDE DE KEDOUGOU EM 2019 POR MAMADOU MOUSTAPHA THIOUB

Questionário sobre os constrangimentos ligados ao bom funcionamento do sistema de referenciação e contra-referenciação das urgências obstétricas na Maternidade do Centro de Saúde de Kédougou em 2019.

IDENTIFICAÇÃO DO ESTABELECIMENTO DE SAÚDE REGIÃO MÉDICA DE KEDOUGOU DISTRITO SANITÁRIO DE KEDOUGOU TIPO DE ESTRUTURA :

INFORMAÇÕES SOBRE MANUTENÇÃO	
DATA DA ENTREVISTA	
HORA DE INÍCIO	HORA DE FIM
A) ANÁLISE SITUACIONAL DAS ACTIVIDADES DE REFERÊNCIA/CONTRA-REFERÊNCIA	
1. NÍVEL DO POSTO DE SAÚDE	

Não.	PERGUNTAS	RESPOSTAS NB: Para as perguntas fechadas, colocar (1) para SIM ou (2) para NÃO
1	Para qual dos seguintes tipos de estabelecimentos costuma encaminhar as suas urgências obstétricas? (s) resposta(s)) : -Posto de saúde	| |
	-Centro de saúde	| |
	-EPS	| |
	-Prática privada/clínica	| |
2	A REFERÊNCIA	

	O chefe de posto ou a parteira utiliza os algoritmos das políticas, protocolos e normas do MSAS para gerir as emergências obstétricas?	1|	|2|	|	
	Decide sobre a referência, certificando-se de que				
	-O doente está bem estabilizado antes do transporte (medicamentos de emergência disponíveis)	1|	|2|	|	
	-A família recebeu todas as informações sobre os termos de referência	1|	|2|	|	
3	Assegura-se de que o transporte é com prontidão, segurança e rapidez	1|	|2|	|	
4	Todos os formulários são preenchidos na íntegra antes da partida: Registo de consulta, Registo/livro de referência Ficha de referência ?	1.|	|	|	|
	Informa-se a organização de acolhimento de que um paciente encaminhado?	1.|	|	|	|
	Em caso afirmativo, como? (Assinalar a(s) resposta(s) correta(s)) :	|	|		
	-Um formulário de referência normalizado (com abas de referência e contra-referência)	|	|		
5	-Uma nota escrita à mão	|	|		
	-Telefone	|	|		
	-Apoio de um prestador de serviços qualificado	|	|		
	-Outro (especificar)	|	|		
	Se não, porquê?				
6	As preocupações do doente ou dos seus acompanhantes são regularmente tidas em conta em termos de instalações, custos, transportes e horários?	1.|	|	|	|
7	Quando é que informa a instituição de acolhimento da decisão de encaminhar o seu doente? (Assinale a(s) resposta(s) correta(s)) :				

	Antes de o doente sair?	|	|
	Quando o doente sai?	|	|
	Depois de o doente ter saído?	|	|
8	Quem decidiu a referência? (Assinale a(s) resposta(s) correta(s)) :		
	-Agentes comunitários de saúde (ACS)	|	|
	Enfermeiro-chefe (ICP)	|	|
	-Master midwife/Midwife	|	|
	-O doente ou a sua família	|	|
	-Outro (especificar)	|	|
9	A estrutura dispõe de um meio de transporte para as referências?	1.|	| | |
	Em caso afirmativo, quais? (Assinalar a(s) casa(s) correta(s)) resposta(s)) :		
	- Bicicleta/motociclo	|	|
	- Veículo	|	|
	- Transportes públicos	|	|
	- Ambulância triciclo	|	|
	- Ambulância simples	|	|
	- Ambulância médica	|	|
	- Outros: especificar		
10	Se for utilizada uma ambulância médica, estão disponíveis no interior do veículo os seguintes objectos em caso de evacuação? (Assinalar a(s) casa(s) correta(s)) resposta(s)) :		
	-Equipamento de reanimação: oxigénio, desfibrilhador, kit de emergência (lote de medicamentos e consumíveis	|	|
	-Equipamento funcional para uma via	|	|
	venoso		
	-Pessoal de acompanhamento qualificado	|	|
	A sua organização dispõe dos seguintes instrumentos de gestão? (assinalar as diferentes ferramentas)		

#					
11	-Boletim de referência/contra-referência em duas partes	1.|	|	|	|
	-Relatório mensal sobre as actividades de referência e contra-referência	1.|	|	|	|
	-Registo/livro de evacuação.	1.|	|	|	|
	A REFERÊNCIA DO CONTADOR				
12	O chefe do serviço de referenciação confirma ou dá instruções ao PCI ou à parteira sobre o motivo da referenciação e dá indicações para o acompanhamento?	1.|	|	2|	|
13	A sua organização foi informada de que um o doente foi objeto de uma contra-referência?	1.|	|	2|	|
14	Em caso afirmativo, por que meios? (Assinalar a(s) resposta(s) correta(s) :				
	-Um formulário de contra-referência padrão	|	|		
	-Uma nota escrita à mão	|	|		
	-Uma chamada telefónica	|	|		

B) Condições de referenciação e contra-referenciação das urgências obstétricas na ótica do prestador.

#					
15	Quais são as principais urgências obstétricas referenciadas pelo seu estabelecimento (nível do posto de saúde)				
16	Quais são as principais urgências obstétricas encaminhadas para o seu estabelecimento? (Nível da maternidade)				
17	existe pessoal qualificado? Fornecimentos suficientes 24 horas por dia para lidar com emergências obstétricas?	1.|	|	|	|
18	É que as normas de referência são cumpridas antes da partida do paciente?	1.	|	|	2|
19	O encaminhamento para pessoal qualificado é sistemático para todas as situações de emergência? obstetrícia?	1.	|	|	2|
20	Dispõem de uma ambulância médica? para emergências obstétricas?	1.	|	|	2|

21	Todos os pacientes evacuados são devidamente acondicionados à chegada à maternidade? ao centro de saúde de Kédougou?	1.			2	
22	A sua organização dispõe de recursos suficientes para a prestação de cuidados em caso de emergência obstétrica?	1.			2	
23	Que sugestões tem para melhorar o sistema de referência e contra-referência? Encaminhamento das urgências obstétricas?	1.			2	
24	Como classificaria as condições de encaminhamento das urgências obstétricas na sua unidade sanitária? (Descreva a sua resposta)				

C) O ATRASO NO PROCESSO DE DECISÃO DA REFERÊNCIA

Não.	PERGUNTAS	RESPOSTAS			
23	Os prestadores de serviços receberam formação sobre os protocolos de emergência?	1.|			
24	Existe um grande atraso (mais de 30 minutos) entre a chegada do doente e a decisão de encaminhamento? (Verificar o registo de escape)	1.|			
25	Entre os doentes evacuados a tempo e os doentes evacuados com um atraso na decisão, quais têm uma taxa de sucesso mais elevada?	Definir (1) para os doentes evacuados a tempo ou (2) para os doentes evacuados com um atraso na tomada de decisões 1.				
26	As mortes maternas registadas na sua instituição estão muitas vezes ligadas ao atraso na tomada de decisão de evacuação?	1.|			
27	Considera que o atraso na decisão sobre a referência pode constituir um obstáculo ao bom funcionamento do sistema de referência e contra-referência?	1.|			

D) FRACO CONTROLO E DOCUMENTAÇÃO DA REFERÊNCIA E CONTRA-REFERÊNCIA

| 28 | Tem um plano de evacuação e boletins de referência / contra-referência? (Verificar a existência do registo e dos boletins, em caso afirmativo) | 1.| | | | |
| 29 | Todas as rubricas do registo e dos formulários foram preenchidas na íntegra? | 1.| | | | |

30	As referências são acompanhadas de sistematicamente um boletim de referência /contra referência?	1.					
31	A referenciação de emergências obstétricas é incluída como um ponto na ordem de trabalhos das reuniões de coordenação? (Verificar o relatório da reunião de coordenação)	1.					
32	As informações sobre os encaminhamentos para emergências obstétricas são tidas em conta nos relatórios de atividade? ?	1.					
	O sistema de referência e contra-referência já foi avaliado?	1.					

ESTUDO SOBRE OS CONSTRANGIMENTOS LIGADOS AO BOM FUNCIONAMENTO DO SISTEMA DE REFERENCIAÇÃO E CONTRA-REFERENCIAÇÃO DAS URGÊNCIAS OBSTÉTRICAS NA MATERNIDADE DO CENTRO DE SAÚDE DE KEDOUGOU EM 2019 POR MAMADOU MOUSTAPHA THIOUB.

Guião de entrevista sobre os constrangimentos ligados ao bom funcionamento do sistema de referenciação e contra-referenciação das urgências obstétricas na Maternidade do Centro de Saúde de Kédougou em 2019.

INFORMAÇÕES SOBRE MANUTENÇÃO		
DATA DA ENTREVISTA		
HORA DE INÍCIO	HORA DE FIM	
Condições de encaminhamento e contra-encaminhamento caso de urgência obstétrica do ponto de vista das pessoas evacuadas/acompanhantes.		
Não.	PERGUNTAS	RESPOSTAS NB: para as perguntas fechadas, assinalar (1) para SIM ou (2) para NÃO
1	Os motivos do encaminhamento são-lhe sempre explicados após a consulta? decisão de evacuar?	1. | 2| | |
2	Durante a sua evacuação, foi acompanhado por um profissional de saúde qualificado?	1. | 2| | |
3	Recebeu algum tratamento pré-transferência antes da evacuação?	1. | | 2| |
4	Que meio de transporte utilizou?	
5	Os custos de evacuação foram gratuitos?	1. | | 2| |
6	Como avalia o tempo que decorreu entre a sua chegada ao serviço e a marcação da sua consulta? decisão de o evacuar?	
7	Existe um sistema de solidariedade na comunidade para a prestação de cuidados? referências obstétricas?	1. | | 2| |
8	Recebeu uma contra-referência para o no final da sua estadia no hospital?	1. | | 2| |
9	Como é que se avalia a qualidade das urgências obstétricas?	
10	Como avalia as condições em que as urgências obstétricas são encaminhadas para o hospital? (Descreva a sua resposta)	

APÊNDICE 3: FICHA DE REFERÊNCIA CONTRA REFERÊNCIA

FOLHA DE REFERÊNCIA/CONTRA-REFERÊNCIA

Estrutura

ORIGIN :
OF DESTINATION :

Nome do profissional de saúde:

Posição:

Nome da pessoa que fez a referência:

Idade:

Anos/Meses

Sexo M/F Endereço exato:

NÚMERO CPC:

Chegou ao local às horas e minutos

Tempo de

Decision-making :

Leaving the structure :

Constantes fisiológicas: PA ..Pulso: ./mn T°c..Peso kg FR../mn

Motivo da referência:

Data

CONTRA REFERÊNCIA

Nome do doente: .

Idade:

Anos/Meses

Sexo M/F Endereço exato :

N° no registo de consulta :

Referido por

Chegou .h.mn

Motivo da referência:

Visualizado em:em H..mn Por

Função

Diagnóstico

<table>
<tr><td>Entrance :</td></tr>
<tr><td>Out :</td></tr>
</table>

Tratamento

RECOMENDAÇÕES PARA O CONTROLO A NÍVEL DA ESTRUTURA

ORIGEM

Data

Assinatura e carimbo

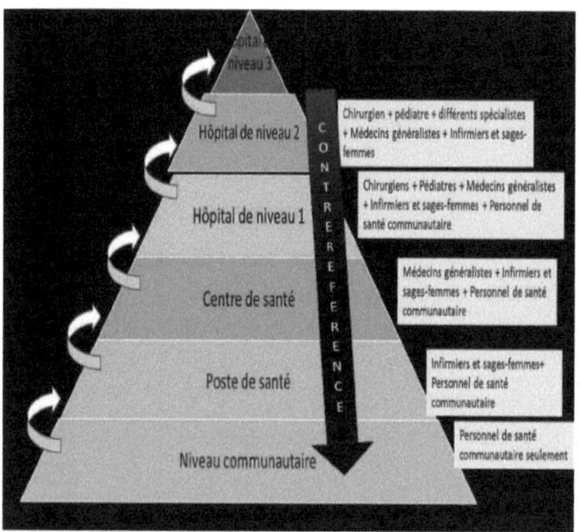
Hôpital niveau 3
Hôpital de niveau 2
Hôpital de niveau 1
Centre de santé
Poste de santé
Niveau communautaire
CONTREREFERENCE
Chirurgien + pédiatre + différents spécialistes + Médecins généralistes + Infirmiers et sages-femmes
Chirurgiens + Pédiatres + Médecins généralistes + Infirmiers et sages-femmes + Personnel de santé communautaire
Médecins généralistes + Infirmiers et sages-femmes + Personnel de santé communautaire
Infirmiers et sages-femmes+ Personnel de santé communautaire
Personnel de santé communautaire seulement

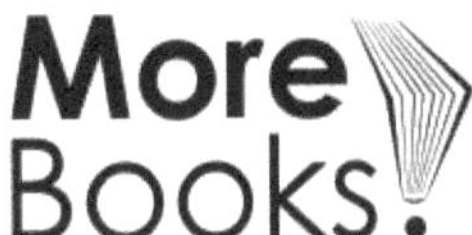

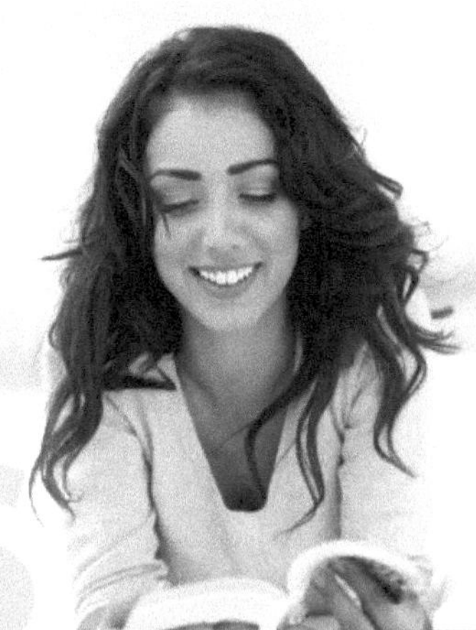

I want morebooks!

Buy your books fast and straightforward online - at one of world's fastest growing online book stores! Environmentally sound due to Print-on-Demand technologies.

Buy your books online at
www.morebooks.shop

Compre os seus livros mais rápido e diretamente na internet, em uma das livrarias on-line com o maior crescimento no mundo! Produção que protege o meio ambiente através das tecnologias de impressão sob demanda.

Compre os seus livros on-line em
www.morebooks.shop

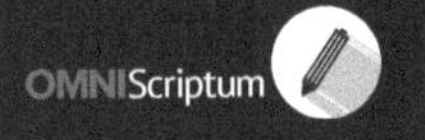

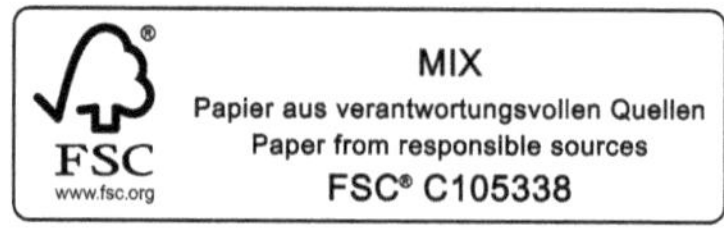

Printed by Books on Demand GmbH, Norderstedt / Germany